La vie animale est une fermentation

L'acide carbonique est le gaz de la

CONSIDÉRATIONS NOUVELLES

SUR LA

VIE ANIMALE & LA GLYCOGÉNIE

DÉDUCTIONS SUR LE DIABÈTE

ET

SUR SA GUÉRISON

Par les Ferments du Pancréas et les Eaux Alcalines

PAR LE

DOCTEUR VANDENABEELE

Ex-Interne de l'Asile National de Vincennes

1, rue Delaroche, PARIS-PASSY

Prix : 1 franc 25 centimes

CUSSET

—

IMPRIMERIE BARTHELAT ET DÉMONNET

Place Victor Hugo

TRAVAUX DU MÊME AUTEUR

1° *Du Lavage de la Vessie sans sonde.*

2° *Influence de la Pression des Liquides sur les Rétrécissements de l'Urètre.*

3° *Extraction d'un Noyau de Cerise du fond de l'Oreille externe.*

4° *Influence de la Toux sur la Réduction des Hernies.*

5° *Traitement des Brûlures à ciel ouvert par des Lavages au Sublimé d'heure en heure.*

6° *Considérations Nouvelles sur la Vie Animale et la Glycogénie.*

Déductions sur la Guérison de la Tuberculose par les Ferments animaux renforcés.

Cet Ouvrage sera offert à titre gracieux à ceux qui me le demanderont.

La vie animale est une fermentation et non une combustion.

L'acide carbonique est le gaz de la fermentation alcoolique.

CONSIDÉRATIONS NOUVELLES

SUR LA

VIE ANIMALE & LA GLYCOGÉNIE

DÉDUCTIONS SUR LE DIABÈTE

ET

SUR SA GUÉRISON

Par les Ferments du Pancréas et les Eaux Alcalines

PAR LE

DOCTEUR VANDENABEELE

Ex-Interne de l'Asile National de Vincennes

1, rue Delaroche, PARIS-PASSY

Prix : 1 franc 25 centimes

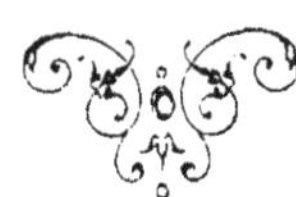

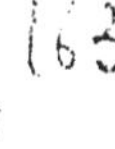

TRAVAUX DU MÊME AUTEUR

1° Du Lavage de la Vessie sans sonde.

2° Influence de la Pression des Liquides sur les Rétrécissements de l'Urètre.

3° Extraction d'un Noyau de Cerise du fond de l'Oreille externe.

4° Influence de la Toux sur la Réduction des Hernies.

5° Traitement des Brûlures à ciel ouvert par des Lavages au Sublimé d'heure en heure.

6° Considérations Nouvelles sur la Vie Animale et la Glycogénie.

Déductions sur la Guérison de la Tuberculose par les Ferments animaux renforcés.

Cet Ouvrage sera offert à titre gracieux à ceux qui me le demanderont.

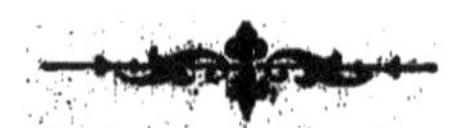

I

Introduction

Dans un opuscule que j'ai fait paraître en Mai dernier chez Ollier Henry, 13, rue de l'Ecole de Médecine, j'ai prouvé surabondamment que la vie animale n'était pas une combustion, comme l'avait cru Lavoisier en 1777, mais une fermentation.

J'y ai fixé en outre les propriétés du bacille tuberculeux qui est une levure décomposant le sucre en alcool. J'en ai conclu que la tuberculose était une maladie de notre fermentation dont le bacille tuberculeux serait le mauvais ferment.

Ce n'est pas là de l'idéal, ni l'utopie d'un cerveau désiquilibré, ni l'émanation d'un paralytique général ; ces conclusions sont tirées de faits expérimentaux indéniables, que personne ne pourra jamais contredire sérieusement, et qui sont la première étape de recherches scientifiques de la plus haute importance.

J'ai alors eu l'idée de combattre la tuberculose par les ferments animaux que j'ai trouvés et multipliés pour ne pas dire créés, car dans la nature rien ne se crée. Il n'appartient pas à l'homme de créer ; il ne lui est permis que de multiplier.

J'ai donc multiplié les ferments du sang, du suc gastrique, de la salive, du pancréas, de Brown-Séquard, des matières cérébrales et de la sylvinine, nom que j'ai donné aux ferments antituberculeux et j'ai tout simplement fait des merveilles.

Les résultats que j'obtiens tous les jours sont tellement extraordinaires qu'ils tiennent du prodige.

Si donc, ami lecteurs, il vous arrive de rencontrer dans la vie des poitrinaires ou des personnes atteintes de n'importe quelle variété de tuberculose : maux de Pott, coxalgie, tumeurs blanches, tuberculose intestinale ou ganglionnaire, recommandez leur la lecture de mon opuscule sur la guérison de la tuberculose que je tiens gratuitement à leur disposition. Vous leur rendrez un service inappréciable, car j'affirme, avec preuves à l'appui, que je guéris la tuberculose jusqu'au deuxième degré inclus dans tous les cas, et que je prolonge et améliore considérablement les cas plus avancés.

Mes études sur les ferments et les fermentations m'ont amené par déductions à l'étude du diabète et des maladies de l'estomac. J'ai donc l'intention dans cette brochure de prouver de nouveau avec des preuves écrasantes que Lavoisier nous a induits en erreur lorsqu'il a dit que la vie animale était une combustion. Je prouverai ensuite que le sucre se fabrique normalement dans notre économie à doses considérables. Je démontrerai d'une façon péremptoire que le diabétique ne fabrique pas plus de sucre qu'un autre individu et que chez lui, le rein laisse passer le sucre comme le rein laisse passer l'albumine chez les albuminuriques.

Je terminerai en donnant le traitement rationnel du diabète et des maladies de l'estomac.

Autant que possible je serai bref car on ne lit plus guère aujourd'hui.

Les volumes ornent les bibliothèques et ne sont plus guère là que pour être consultés que par quelques rares chercheurs.

A franchement parler, quels sont ceux qui sont capables de soutenir la lecture d'un livre de sciences d'un bout à l'autre ?

Le surmenage intellectuel a tué tous les cerveaux. Ils sont usés avant d'avoir rien produit.

Le professeur Peter avant de mourir avait jeté le cri d'alarme. Puissions-nous l'écouter pour les générations futures !

On parcourt un livre mais on ne le lit plus.

Je m'appliquerai donc à être net, court, précis ; je frapperai ferme, mais juste. On n'a jamais pu contredire aucun de mes travaux. Je suis persuadé que l'œuvre que je vais entreprendre ne sera pas détruite par les siècles futurs.

II

De la Vie Animale

J'ai cité tout-à-l'heure Lavoisier. S'attaquer à une illustration comme celle-là n'est pas une mince besogne. Néanmoins il ne faut jamais croire à l'infaillibilité des hommes ; la vérité d'où quelle parte, d'où quelle vienne, est toujours la vérité, elle doït donc être écoutée et suivie.

Ma situation me permet heureusement de donner à mes idées tout leur essor.

Je n'ai besoin de personne ; je ne resterai pas dans la pénombre. Je travaillerai et lutterai toute ma vie pour le triomphe de mes idées que je sais être justes et qui doivent rendre à notre pauvre humanité souffrante les plus grands services.

Assez de digressions, passons aux faits.

Lavoisier qui a été certainement un chimiste distingué et qui a laissé par ses travaux en général un nom justement célèbre, a fait un ouvrage fort intéressant sur la vie animale. Ses idées ont triomphé pendant cent ans, mais il est temps, plus que temps d'en faire justice, car il a ni plus ni moins empêché tout progrès dans la thérapeutique comme je vais le démontrer.

Tout le monde connaît sa fameuse expérience. Il plaça sous une cloche pneumatique un oiseau bien vivant et une bougie allumée et fit le vide, l'oiseau mourut instantanément et la bougie s'éteignit.

Il en conclut que la vie animale était une combustion.

D'après lui, l'oxygène de l'air se combinait avec le carbone de l'animal pour produire de l'acide carbonique. En supprimant l'oxygène, on empêchait cette combustion, d'où mort de l'animal.

Il en était de même pour la bougie.

L'oiseau à l'état normal rendait bien de l'acide carbonique. La bougie en brûlant ne donnait que de l'oxyde de carbone.

Lavoisier pour produire de l'acide carbonique avait été obligé de faire brûler dans de l'oxygène pur du carbone allumé par une étincelle électrique.

Les gaz n'étaient déjà plus les mêmes ; mais enfin, ils appartenaient à une même série de carbone plus ou moins oxydé cela devait suffire.

Cent ans plus tard, Paul Bert, le célèbre physiologiste du Collège de France, mort du choléra au Tonkin, où pour la science il n'aurait jamais dû aller, faisait une expérience stupéfiante.

M. Mathias Duval la résume en ces termes : je ne veux pas la dénaturer car je tiens à lui garder sa couleur locale.

« Les recherches de Paul Bert sur l'influence de l'air comprimé ont conduit à la découverte de ce fait bien singulier et bien inattendu que l'oxygène suffisamment condensé exerce une action toxique.

« Lorsqu'on place un animal, un chien, par exemple dans de l'oxygène pur à la pression de 5 à 6 atmosphères, ou ce qui revient au même dans de l'air ordinaire à la pression de 20 atmosphères, l'animal présente des symtômes effrayants, consistant en des attaques de convulsions toniques, analogues à celles que produit la strychnine et qui alternent avec des convulsions cloniques — chose remarquable, les accidents convulsifs continuent alors que l'animal est ramené à l'air libre et que son sang ne renferme plus que la quantité normale d'oxygène.

Les accidents convulsifs se terminent par la mort.

Si maintenant, au lieu d'un chien, on place une bougie dans les mêmes conditions, elle éclaire avec une intensité et une clarté admirables.

Que conclure ? c'est stupéfiant ! — La vie n'est donc plus une combustion.

Malgré cela les physiologistes continuent à suivre la théorie de Lavoisier et à la surenchérir.

Veuillez, amis lecteurs, ne pas oublier ces deux expériences contradictoires.

Je ne veux pas m'y attarder, car elles ne peuvent nous révéler rien de plus, que l'expérience de Paul Bert a infirmé la théorie de Lavoisier, pour une bonne raison, c'est qu'elle est fausse.

Il fallait donc aller chercher les sources de la vie dans un autre domaine : c'est ce que j'ai fait en m'appuyant sur les physiologistes de carrière, les Claude Bernard, les Pasteur, les Saegen et *tutti quanti*.

III

De la Glycogénie

Claude Bernard a passé une partie de sa vie à prouver que le foie était une vulgaire sucrerie dans laquelle tous les aliments venaient se transformer en matières glycogènes, puis en sucre.

C'est là en effet un des principaux rôles du foie car il en a d'autres.

Je ne puis mieux faire que d'emprunter au Cours de physiologie de M. Mathias Duval, professeur à la faculté de médecine de Paris, édition 1892, pages 376 et suivantes, un résumé sur cette importante question de la glycogénie.

« Ainsi le foie forme de la matière glycogène, cette matière glycogène se transforme en sucre par l'action d'un ferment dont la nature a été déterminée par les dernières recherches de Claude Bernard. Le sucre ainsi formé est versé dans le sang, et, entraîné par le torrent de la circulation, ne tarde pas à disparaître soit brûlé dans le poumon (?), soit détruit par oxydation ou par tout autre mode dans un point quelconque de l'économie, surtout dans les muscles. Aussi, n'en reste-il en définitive que peu dans le sang ; mais toutes les fois que la quantité de sucre formé est trop considérable, ou n'est pas entièrement détruite, il y a glycémie ».

La glycémie se révèle par la glycosurie, par le diabète.

Telle est l'opinion de M. Mathias Duval sur la question.

En 1876, Ewald de Berlin fit l'analyse du sang et y trouva du sucre.

En 1885 Saegen « Zucker in Blute seine quelle und seine Bedeuntung » sur le sucre du sang, son origine, sa signification « Archiv-für die gesamnte physiologie, Band 34 page 388 » concluait en ces termes.

Je traduis, car si je servais l'article allemand, beaucoup de lecteurs ne comprendraient pas :

1° Le sucre du raisin, dit-il, est un constituant normal du sang (confirmation nouvelle d'un fait généralement admis).

2° Le sang contient toujours une proportion notable de sucre : 0,1 à 0,15 °/₀ chez le chien.

3° La proportion du sucre est la même dans le sang du cœur droit et dans le sang artériel « carotide ». Les différences présentées sous ce rapport par le sang artériel et le sang veineux ne sont pas constantes et restent comprises entre des limites fort étroites. Seul le sang de la veine porte contient presque toujours moins de sucre que le sang de la carotide.

4° Le sang du foie contient deux fois autant de sucre que le sang qui arrive au foie. Saegen trouve en moyenne (13 cas) 0,119 °/₀ de sucre dans le sang de la veine porte et 0,230 °/₀ dans celui des veines sus-hépatiques.

5° La mesure de la quantité du sang qui s'écoule par la veine porte montre que la circulation hépatique est des plus actives. Chez les trois animaux qui servirent à ces expériences et qui pesaient 7, 10 et 41 kilos, il devait passer respectivement 179, 233 et 433 litres de sang à travers le foie dans les 24 heures.

En admettant que le sang se charge en moyenne de 0,1 °/₀ de sucre dans le foie, cet organe déverserait dans la circulation générale respectivement 179, 233 et 433 grammes de sucre par jour chez les trois animaux en question.

6° Les albuminoïdes de l'alimentation constituent (au moins chez les animaux carnivores), la source exclusive du sucre du sang.

La plus grande partie du carbone contenue dans la viande digérée par l'animal est employée à fabriquer du sucre.

7° Dès qu'on supprime le foie, on voit décroître d'une façon continue la proportion du sucre contenu dans le sang.

8° Comme le sucre n'est pas excrété au-dehors, il faut admettre qu'il est consommé dans le corps. Cette décomposition du sucre a son siège dans toutes les parties du domaine de la circulation, c'est-à-dire dans le corps entier.

9° La formation du sucre dans le foie et sa décomposition dans les organes irrigués par le sang, constituent une des fonctions les plus importantes de la nutrition organique.

10° La ligature de la veine cave dans la cavité abdominale provoque une augmentation considérable de la teneur en sucre du sang de la carotide; ce sang devient aussi riche en sucre que celui des veines sus-hépatiques. Des recherches ultérieures auront à déterminer la cause de ce phénomène remarquable. »

De ces conclusions si importantes il faut retenir une chose, c'est qu'un animal de 10 kilos fabrique par jour 233 grammes de sucre.

Pour rester logique un homme de 70 kilos en fabrique 7 fois plus, c'est-à-dire 1 kilo 631 grammes.

Je suis arrivé au même chiffre mais par une autre méthode.

Je prends un enfant à sa naissance, de 3 kilos. Il aura besoin pour sa nourriture de 1.300 grammes de lait. D'après Mathias Duval, l'analyse du lait de femme fournit les proportions suivantes pour un litre ou 1.000 grammes.

Eau.	900^g »»
Beurre (chez la femme) .	30 »»
Caséïne.	28 »»
Sucre de lait	45 »»
Phosphates	2 50

Un enfant de 3 kilos a donc besoin pour se nourrir de 58 gr. 1/2 de sucre environ.

Un homme de 70 kilos aura besoin d'autant de fois 58 gr. 1/2 que 3 seront contenus dans 70 kilos, ce qui a donné 1 kilo 365 de sucre.

Mais comme le foie ne fait pas seulement du sucre avec du sucre et les féculents, mais encore avec tous les aliments, comme le prouve le tableau ci-dessous, fait par le célèbre physiologiste Saegen, de Berlin

NATURE de L'ALIMENTATION	QUANTITÉ DE SUCRE EN 0/0 DANS LE SANG			EXCÉDENT DE SUCRE DANS LA VEINE HÉPATIQUE	
	Carotide	Veine porte	Veine hépatique	Absolu	Relatif en 0/0
Ordinaire.....	»	0.119	0.230	0.111	93
Abstinence....	0.157	0.147	0.260	0.113	76
Fécule........	0.150	0.147	0.261	0.114	77
Sucre.........	0.165	0.186	0.265	0.079	42
Dextaine et sucre	0.176	0.258	0.327	0.069	26
Viande.......	0.155	0.141	0.281	0.140	99
Graisse.......	0.128	0.114	0.217	0.113	90

nous avons encore à tenir compte dans le lait de femme de 30 grammes de beurre par litre, capable de se transformer en sucre, soit 39 grammes de beurre pour 1,300 grammes de lait, nourriture nécessaire à un enfant de 3 kilogs.

La graisse se transforme en sucre dans le foie dans les proportions de 0,165 à 0,128 d'après le tableau précédent. Pour ne pas nous embrouiller dans des calculs sans fin, admettons que les 39 grammes de graisse se transforment en 30 grammes de sucre

En faisant le même calcul que tout-à-l'heure nous trouvons $\frac{70 \times 30}{3} = 700$ grammes pour un homme de 70 kilogs.

Si l'homme se nourrissait aussi fort qu'un enfant, il ferait par jour 2 kilogs 65 de sucre : 1,365 + 700.

L'enfant n'a pas seulement besoin de vivre, mais il a

besoin en outre de se développer. Il y a donc chez lui suralimentation.

Un enfant de 3 kilogs aurait besoin pour vivre de 88 grammes de sucre, alors qu'un homme fait de 70 kilogs, n'en userait que 70 grammes environ par 3 kilogs.

De plus chacun sait aujourd'hui qu'un homme de 70 kilogs dégage environ 900 grammes d'acide carbonique par jour.

Le sucre en se dédoublant en alcool et en acide carbonique donne pour 10 grammes 524 de sucre interverti :

Alcool absolu	5g 100
Acide carbonique	4 911
Glycérine.	0 340
Acide succinique	0 065
Cellulose et matière grasse .	0 130

D'après Troost.

Pour ne pas faire des calculs trop étroits, le sucre en se dédoublant donne à peu près un poids égal d'alcool et d'acide carbonique.

Si donc un homme dégage 900 grammes d'acide carbonique il faut admettre qu'il a du faire 1.800 grammes de sucre.

Chose curieuse, c'est le chiffre qu'a trouvé un Professeur de la faculté de Paris.

Enfin, pour ne pas rester dans des limites trop justes : Un homme de 70 kilos fabrique normalement, par jour, de 1.631 à 1.800 grammes de sucre ; ce qui revient à dire 1 kilo 700 grammes de sucre environ.

En France, nous avons l'esprit de l'analyse, mais pas assez l'esprit de synthèse.

On a assez analysé jusqu'à présent, finissons donc par conclure. Montrons à l'Europe entière que c'est nous Français, qui tenons haut et ferme le drapeau de la science et que c'est de notre belle terre de France que partent en médecine les plus belles découvertes.

IV

De la Fermentation

Puisqu'il était universellement prouvé que le foie fabriquait normalement du sucre autant que les aliments lui apportaient de matières propres à se transformer en matières glycogènes ; de là, à se demander ce qu'il devenait dans l'économie, il n'y avait qu'un pas.

Claude Bernard avait annoncé timidement qu'il disparaissait probablement par fermentation.

Husson Ford, en 1878, disait bien que le sucre disparaissait d'autant plus vite que la température était plus élevée. « On peut admettre, ajoutait-il, que durant la vie, le sucre est détruit par une fermentation, bien qu'il n'y ait pas de ferment sanguin spécial.

C'était là une vérité à côté d'une erreur.

M. d'Arsonval disait, il y a quelques années à l'Académie des sciences : « Les combustions organiques sont de l'ordre des fermentations. »

Voilà où en était la science avant mes découvertes.

Je vais dire maintenant comment je les ai faites et où elles m'ont conduit.

Après des recherches qui m'ont demandé plusienrs années, je surpris un jour le secret de la fermentation, secret que n'a pas trouvé M. Pasteur, secret que je ne divulguerai que plus tard, lorsque j'aurai terminé mes études si heureusement commencées.

Ayant trouvé ce secret, il m'était facile de savoir si tel ou tel corps était un ferment.

Tout mon secret, je dois le dire, se trouve dans mon bouillon de culture, qui est une véritable lymphe.

Après l'avoir bien fait bouillir, je le laisse refroidir jusqu'à 37° et alors je l'ensemence.

Si mon bouillon de culture laisse dégager de l'acide carbonique c'est que la semence est un ferment, s'il n'en dégage pas, c'est que le corps incorporé n'en est pas.

C'est ainsi que j'ai successivement découvert que le sang, que le liquide Brown-Sequard, que la salive, le suc gastrique, et le suc pancréatique étaient des ferments capables de transformer le sucre en alcool.

J'appris ensuite que la substance blanche et la substance grise du cerveau et de la moelle étaient des ferments.

Je sus enfin que toutes les cellules animales agissaient comme les ferments précités, en décomposant le sucre en alcool.

J'appris aussi que les cellules fraîches se comportaient comme des cellules plus vieilles, prises sur des sujets tués depuis plusieurs jours.

D'où j'ai conclu que les cellules survivaient à l'individu.

Puis-je dire que toutes ces celllules sont des ferments directs?

Mes dernières expériences le prouvent surabondamment.

Ces ferments agissent dès qu'ils sont dans leur bouillon de culture. Quoiqu'on en ait dit, les ferments ne meurent jamais. Ils sont évacués de notre organisme par les voies naturelles, surtout par les urines, restent à l'état latent dans la nature et reprennent vie dès qu'on les met dans leur bouillon de culture, où dès qu'ils en trouvent un par le fait du hasard.

Il faut naturellement distinguer les ferments en bons et en mauvais ou bien encore en utiles et en nuisibles.

Les ferments tirés des animaux sont des plus utiles, en tant qu'ils font partie intégrale de leur constitution.

Ainsi les ferments de la salive, du suc gastrique, du suc pancréatique, du sang, de Brown-Sequard et des matières cérébrales sont des plus utiles.

Les ferments de la tuberculose, du cancer, de la rougeole, de la scarlatine, de la fièvre typhoïde, de la variole, des fièvres paludéennes, de la fièvre puerpérale, de la pourriture d'hôpital, de l'érysipèle, de la blennhoragie, de la syphilis, de la pneumonie infectieuse, etc., etc., sont les mauvais ferments qui engendrent les maladies et contre lesquelles nous avons à lutter tous les jours.

La lutte est donc circonscrite entre les bons et les mauvais.

A l'état normal il n'y a rien à faire.

Dès que les mauvais ferments prennent la suprématie, il faut en administrer de bons. Comme avec mes découvertes, il sera toujours facile d'en donner de bons, nous nous rendrons à l'avenir très facilement maîtres de toutes les maladies microbiennes. Lorsque les ferments naturels de l'estomac viendront à manquer comme cela arrive dans les dyspepsies, les dilatations de l'estomac et les gastrites de toutes sortes, il faudra recourir aux ferments cultivés de l'estomac.

Lorsque le pancréas sera altéré, comme cela arrive presque toujours dans le diabète, il faudra recourir aux ferments cultivés du pancréas.

Un peu plus loin, je reviendrai sur ce traitement lorsque je donnerai le traitement du diabète et des maladies de l'estomac.

J'ai des ferments à l'état sec qui ont deux ans d'existence et qui reprennent vie dès que je les remets dans mon bouillon de culture.

Dans la salive, ce sont les cellules de Gyannuzi qu'il a dénommées croissants ou demi-lunes qui sont les ferments directs. On ne connaissait pas jusqu'à ce jour la signification de ces éléments que j'ai cultivés en grande quantité.

Aussi la fermentation commence-t-elle dès l'estomac pour se continuer dans l'intestin.

L'acide carbonique que l'on trouve parfois en si grande abondance dans l'intestin n'est qu'un phénomène de la fermentation, autrement dit de la décomposition du sucre en alcool. . . . .

. . . .

Les ferments animaux se présentent au microscope sous l'aspect d'un disque composé de deux anneaux.

L'un externe d'un gris cendré, l'autre interne d'un beau noir d'ébène.

Le milieu de ce disque est clair et contient de l'acide carbonique.

Ces ferments ne se multiplient pas par bourgeonnements.

La cellule mère grossit, puis éclate en donnant naissance à une foule de petits disques qui deviennent à leur tour, cellules mères. Ces disques prennent naissance dans le cercle noir d'ébène.

J'ai pu assister un jour à une explosion de cellules mères. C'est ainsi qu'il faut comprendre la multiplication des ferments animaux.

En donnant les nouvelles propriétés de la salive, du suc gastrique, du sang, du suc pancréatique, du liquide Brown Séquard, je ne veux en rien infirmer les propriétés déjà connues de ces liquides : Considérons les comme de nouvelles, inconnues jusqu'à ce jour.

Notre organisme est un tel tissu de perfections et de beautés admirables qu'on en trouvera certainement d'autres.

V

De la Respiration

Claude Bernard nous ayant prouvé, cela n'est même plus contestable, ni même contesté aujourd'hui, que le foie convertissait tous les aliments en sucre, Saegen ayant rigoureusement indiqué la quantité de sucre fabriqué par le foie dans les 24 heures au détriment de l'autophagie, de la fécule, du sucre, de la dextrine, de la viande, de la graisse et de la nourriture ordinaire, quantité s'élevant environ à 1,631 grammes, de mon côté, par une méthode différente, étant arrivé au même chiffre, d'autre part, venant de prouver mathématiquement en quelque sorte que la salive, le suc gastrique, le sang et le suc pancréatique, étaient des ferments capables de décomposer le sucre en alcool, il devenait dès lors facile de comprendre la théorie de la respiration.

Au sortir du foie, le sucre au contact du sang, qui est un ferment, et des autres ferments sus-indiqués entrés dans la circulation avec les principes nutritifs, entre immédiatement en fermentation.

Il y a en effet dans le sang tous les éléments nécessaires à une bonne fermentation, ou pour mieux dire à la nourriture des ferments.

Donc aussitôt fabriqué le sucre se décompose très rapidement en alcool et en acide carbonique.

L'acide carbonique s'exhale par les poumons.

J'ai dit dans un précédent travail que l'oxygène de l'air venait probablement décomposer l'alcool en eau, en acide carbonique et en carbone assimilable.

Une étude plus complète de la question me fait revenir sur cette hypothèse.

J'ai trouvé dans l'économie une source d'acide carbonique que l'on ne pourra contester.

Il est absurde d'admettre qu'à 37° la combinaison de l'oxygène de l'air et du carbone soit possible.

L'oxygène de l'air ne peut se combiner au carbone pour former de l'acide carbonique que dans les hauts-fourneaux.

A l'air libre, le charbon de bois, en brûlant, ne donne que de l'oxyde de carbone qui asphyxie les malheureuses personnes qui se soumettent à ce gaz délétère. Si le charbon de bois dégageait de l'acide carbonique, qui est un carbone bien plus oxydé, il n'y aurait pour ainsi dire pas de victimes, car l'acide carbonique, plus lourd que l'air, tomberait sur le parquet et n'atteindrait pour ainsi dire jamais les personnes couchées dans leur lit.

Que l'on me montre une seule expérience de laboratoire où l'oxygène puisse se combiner au carbone à 37° et j'abandonne toute ma théorie.

Dans les laboratoires, lorsqu'on veut obtenir directement de l'acide carbonique avec du carbone, on fait brûler ce dernier dans de l'oxygène pur.

Cette combustion se fait avec une chaleur des plus intenses et une lumière qui ne laisse rien à envier à la lumière électrique.

Allons, physiologistes, vous voudriez que dans notre économie, l'acide carbonique se produisit directement à 37° sans lumière, allons donc, pour admettre des choses pareilles il faut méconnaitre sa chimie.

Les corps se combinent d'après des lois naturellement immuables. Si l'acide carbonique ne peut se produire directement que dans les hauts-fourneaux, il ne peut pas se faire directement à 37°.

Lavoisier avait été abusé par une expérience que Paul Bert a infirmée. Lavoisier ne connaissait rien des propriétés du foie, de cette fabrication énorme du sucre dans notre économie à l'état normal et encore moins des ferments. S'il pouvait revenir sur cette terre, il serait le premier à rire de sa combustion lente.

Je me demande comment des hommes comme Wurtz, Troost et tant d'autres se sont laissés prendre, après les expériences de Paul Bert et de Claude Bernard, aux théories de Lavoisier sur la vie animale. C'est à n'y rien comprendre.

L'acide carbonique que nous dégageons tous les jours, n'est donc qu'un effet du dédoublement du sucre, dont j'ai donné précédemment les sources, en alcool.

Je continue mes études, en voyant l'acide carbonique se dégager par la respiration et en retrouvant l'alcool dans notre économie, sous le nom de cholestérine, un des produits constitutifs de la bile.

Qu'est-ce, en effet, que la cholestérine, autre chose qu'un alcool ?

En se combinant aux acides, ne donne-t-il pas des composés analogues aux éthers ?

M. Mathias Duval ne le dit-il pas dans son cours de physiologie, page 369.

La cholestérine sort de l'économie avec la bile, qui va se déverser dans l'intestin à raison de 52 grammes dans les 24 heures.

Néanmoins une autre portion d'alcool doit se dédoubler dans notre économie. Sous quelle influence, je n'en sais rien encore ; je ne crois pas que ce soit sous l'influence de l'oxygène de l'air, car l'oxygène de l'air ferait dégager pour cela trop de chaleur et trop de lumière. Néanmoins il doit se dédoubler sous l'influence d'un ferment spécial qui nous est encore inconnu. C'est, selon moi, à ce dédoublement et à l'azote que nous devons les acides que nous rencontrons partout dans notre économie.

Dans la sueur, ne trouve-t-on pas les acides formique, butyrique, propionique et sudorique.

Les auteurs n'ont-ils pas trouvé dans l'estomac l'acide

lactique, ou sarco-lactique. Ne trouve-t-on pas dans la bile les acides cholique et choléique, et dans le sang n'y a-t-il pas l'acide urique.

Pour ce qui me concerne, je considère ces acides comme des sous-produits de l'alcool.

L'oxygène de l'air ne rentrerait dans notre économie que pour faire partie du sang et de la cellule qui est un composé quaternaire : oxygène, azote, hydrogène et carbone.

Il reste de ce côté une foule de recherches à faire.

Mais ce qu'il ne faut pas perdre de vue, c'est qu'il se fait dans notre économie 1,700 grammes de sucre par jour qui passe en fermentation dans les vaisseaux que l'on trouve des pieds à la tête.

Si je mets tant d'insistance a démolir la théorie de Lavoisier sur la vie animale, c'est qu'il a empêché tout progrès dans la thérapeutique.

En regardant la vie comme une combustion, nous n'avons pu faire aucun progrès. Nous avons, en cent ans, changé vingt fois de méthode, jamais nous n'avons avancé d'un pas. Tantôt c'était la diète, puis la saignée. Après, l'alimentation a succédé la suralimentation. Aux bains chauds ont succédé les bains froids. Quelle comédie, à vrai dire, que tout cela! Voilà où nous mènent les fausses théories.

Dans le traitement de la tuberculose, que n'a-t-on pas essayé. Après les lavements d'acide carbonique, pourquoi faire, mon Dieu ! Après la créosote, le gaïacol, et tous les noms en ol ; on a prescrit le grand air. On n'a pas mal fait, ma foi. Les pauvres phthisiques peuvent au moins respirer. Qui n'a vu dans la vie une chambre de phthisique ? Le professeur Peter l'a décrite de main de maître. Que de médicaments et quelle odeur !

Voilà où Lavoisier nous avait conduits. Tout ce qui était prescrit était logique. Le départ était faux ; tout le reste était à l'avenant.

Maintenant que j'ai prouvé surabondamment que la vie était une fermentation, vous verrez d'ici quelques années les progrès de la médecine.

Je n'en donne pour preuve que la théorie de la fièvre que j'ai déjà donnée et qui est autrement sérieuse que celle des vaso-moteurs à laquelle, durant mes études médicales, je n'ai jamais rien compris pour une bonne raison, c'est qu'elle est incompréhensible. J'ai trouvé tous les ferments animaux ; il ne me reste plus qu'à les appliquer dans les diverses maladies.

Après la tuberculose, je me suis appliqué à l'étude du diabète et des maladies de l'estomac ; plus tard, je travaillerai au cancer et à la dipthérie.

J'espère que les corps constitués s'intéresseront à mes travaux et m'aideront. S'ils ne le font pas, ils auront méconnu leurs devoirs. Du reste, ils n'avanceront pas, s'ils ne veulent pas tenir compte de mes découvertes.

Le premier, je me suis servi du sublimé dans la chirurgie française et l'ai conséquemment introduit dans l'arsenal thérapeutique.

Le lavage de la vessie sans sonde, si répandu aujourd'hui dans tous les hôpitaux, est mon œuvre (thèse 1882). Un ancien interne des hôpitaux a essayé de me le prendre il y a quelques années, je ne veux pas le nommer pour ne pas le couvrir de honte. S'il persiste encore à donner ce procédé comme sien, je donnerai son nom dans la prochaine édition et raconterai comment, après m'avoir remplacé dans la clientèle pendant un de mes voyages, il s'est approprié mon procédé.

VI

Du Diabète

J'ai déjà dit précédemment en m'appuyant sur le Claude Bernard allemand, Saegen, que nous fabriquions par jour 1.631 grammes de sucre. Certains auteurs prétendent que le diabète se déclare, lorsque notre foie fabrique trois fois autant de sucre qu'à l'état normal. Dans ce cas seulement le rein qui est un filtre serait forcé et laisserait passer le sucre.

La présence du sucre dans les urines, dit-on, se déclare lorsque sa présence dans le sang est de 2.50 pour 1.000 au lieu de 1. Autrement dit le diabète se déclare lorsque le foie a augmenté de deux fois et demi sa fabrication journalière avec la même quantité d'aliments ; ce qui revient à dire que si un individu fait 4 kilogs 77 grammes de sucre par jour, il devient diabétique.

Or, beaucoup de diabétiques ne mangent pas plus que d'autres individus et perdent 100 grammes de sucre par jour.

En retranchant de l'alimentation l'eau qui ne se transforme pas en sucre, en tenant compte des matières fécales et en prenant un diabétique ne mangeant pas plus qu'une autre personne, où voulez-vous qu'il aille chercher tous les jours ses 4 kilogs de sucre. Ce n'est donc pas acceptable ; d'autant plus qu'après les recherches que j'ai faites sur tout ce qui avait été écrit sur le diabète, je n'ai trouvé aucune analyse du sang confirmant cette théorie.

A vrai dire le diabétique, à nourriture égale, ne fabrique pas plus de sucre qu'un autre individu. S'il mange d'une façon démesurée, le foie en fabrique davantage.

Que l'on me comprenne bien, je dis que le foie d'un diabétique n'a pas doublé ses propriétés de fabrication.

Dès qu'un homme perd du sucre il dégage moins d'acide carbonique par la respiration. Tous les auteurs sont d'accord là-dessus et en tête mon ancien maître, M. le Docteur Lecorché, qui s'est occupé tout spécialement du diabète, mais en partant de la vieille théorie de Lavoisier qui lui a fait perdre un temps précieux.

Ah ! mon cher maître si au lieu de doser l'urée, vous aviez porté vos vues sur les ferments et la fermentation, le diabète n'aurait plus de secret pour vous, car vous avez travaillé et beaucoup travaillé. Peut-être travaillerez-vous encore et nous rencontrerons-nous sur le même terrain complétement d'accord. Je le souhaite de tout cœur.

Si le diabétique faisait par heure plus de sucre qu'un autre individu, il rendrait plus d'acide carbonique, car la quantité de sucre perdu ne serait rien en comparaison de ce qu'il fabriquerait. Il n'en est rien, au contraire ; donc le foie du diabétique garde ses fonctions normales.

A quoi donc attribuer le diabète ?

A l'autopsie des diabétiques, on ne trouve le plus souvent rien d'anormal dans le cerveau, même sous le plancher du 4me ventricule.

Il en est de même du foie qui est le plus souvent normal.

Le pancréas est ou atrophié ou cancéreux dans la moitié des cas.

L'estomac a quelquefois doublé ou triplé de volume, car le diabétique a été souvent gros buveur et gros mangeûr.

Le poumon devient quelquefois tuberculeux et encore après de nombreuses années de diabète.

Les reins sont très souvent altérés. Saegen a trouvé 20 fois sur 30 une affection de ces organes.

S'il avait regardé de plus près, il les aurait trouvés malades dans tous les cas, comme M. Strauss nous l'indiquera tout-à-l'heure.

Chez le diabétique, on ne trouve pas plus de sucre dans le sang, d'après Bouchardat, que chez les autres individus, pas plus qu'on en trouve davantage dans les autres liquides de l'économie (salive, suc gastrique, suc pancréatique).

J'emprunte ces documents à la *Revue des Sciences Médicales*, tome VII, page 797.

J'en tire cette conclusion que le diabétique, à nourriture égale, ne fabrique pas plus de sucre qu'un autre individu ; seulement le rein du diabétique, le filtre autrement dit, est malade et laisse passer le sucre, qui normalement ne doit pas passer.

Dans la *Revue des Sciences Médicales*, tome XXXI, page 573, Armauni a montré que dans les reins des diabétiques, l'on peut observer au niveau de la zone limitante une métamorphose hyaline des cellules des tubes droits ; selon Ehrlick cette métamorphose hyaline est l'effet d'une infiltration glycogène. Les recherches de Strauss établissent que la lésion d'Armauni peut exister sans qu'il soit possible en suivant les précautions techniques indiquées par Ehrlick, de constater la présence de matières glycogènes dans les cellules des tubes droits. Il est légitime de supposer dans ces conditions que l'infiltration glycogène du rein a existé à un moment donné et a disparu à un autre moment, pendant la vie des malades, sous une influence qu'il est impossible de déterminer. La lésion d'Armauni continue alors à subsister, comme un témoignage indélébile et à lui seul suffisamment caractéristique de l'infiltration glycogénique du rein dans le diabète.

Outre la dégénérescence glycogénique des anses de Henle, Fichtner, célèbre auteur allemand, signale dans plusieurs cas de diabète une dégénérescence graisseuse de la portion corticale des reins et en particulier des tubes contournés. Cette dernière altération affecte exclusivement les cellules épitéliales granuleuses et n'est pas accompagnée de symtômes inflammatoires.

Pour conclure, tous les auteurs qui se sont occupés depuis quelques années de la question, ont trouvé le rein malade chez les diabétiques.

Dans l'albuminurie c'est une autre partie du rein qui est malade.

La première question qui s'impose, c'est de savoir pourquoi l'on devient diabétique.

Certaines personnes qui ont eu une existence trop agréable, qui ont trop mangé, et bu des vins, trop généreux, ont fait produire à leur foie du sucre en excès. Ce sucre ne trouvant pas de ferments pour le décomposer a cherché une issue, et ma foi, il a forcé le rein d'où une première cause du diabète.

Les autres ont abimé leur estomac en le dilatant outre mesure, par une nourriture et une boisson trop abondantes ; ils ont ainsi détruit les glanoles de l'estomac, d'où sortaient les ferments. En continuant à manger outre mesure le sucre ne trouvant pas suffisamment de ferments pour le décomposer, a forcé cette fois encore le rein et a produit le diabète.

M. Bouchardat a attaché une grande importance aux lésions du pancréas.

Le pancréas ne secrétant plus de ferments, le sucre, cette fois encore dans le sang ne trouvant plus suffisamment de ferments pour être décomposé, a cherché une porte de sortie et s'est échappé par les reins.

Soit que l'on ait forcé le rein en faisant produire au foie trop de sucre par une alimentation trop abondante, soit que les ferments aient manqué, pour toute autre cause, le diabète s'est donc produit.

Claude Bernard a attaché une certaine importance aux lésions du 4me ventricule du cerveau.

Le diabète contracté après de grandes peines et de grands chagrins aurait une cause cérébrale.

Il est possible que ce soit cette partie du cerveau qui par le grand sympathique, préside aux fonctions du rein. Dans ce cas le rein, ne subissant pas son commandement régulier, est désordonné dans ses fonctions, d'où diabète et aussi dans ce cas souvent albuminurie.

Je crois que mes lecteurs ont bien compris.

Le diabète est donc un état anormal du rein laissant passer le sucre, comme cela a été démontré dans ces derniers temps.

Alors qu'arrive-t-il? c'est que la personne dont le rein est malade dans sa portion corticale, perd du sucre. L'économie s'en trouve d'autant lésée et par des réflexes particuliers appelle une nouvelle quantité d'aliments pour réparer le sucre perdu.

L'estomac se dilate alors peu à peu par la nourriture en excès, tombe à son tour malade et ne produit plus suffisamment de ferments, d'où désordres de tous côtés dans l'économie.

Le sucre file parce que le rein est malade, et file parce qu'il n'y a plus suffisamment de ferments.

Je voudrais être concis mais le sujet est si complexe qu'il faut suivre quand même.

Les désordres qu'entraine le diabète, sont multiples: c'est d'abord la soif, les urines abondantes, puis la balanite, l'affaiblissement des fonctions génitales, les troubles de la vue, la gengivite, les démangeaisons atroces, les éruptions cutanées et prurigineuses, l'amaigrissement, pas toujours cependant, les forces qui s'en vont, les furoncles, les anthraxs, etc., etc. Les femmes accusent du prurit vulvaire.

Plus tard c'est une sécheresse insolite de la gorge et de la bouche, c'est une soif exagérée et parfois impérieuse.

C'est le sucre constaté dans les urines, c'est l'abondance de l'urine, c'est encore l'augmentation de la faim.

Les accidents cutanés prennent une forme plus violente.

La peau est sèche et rugueuse ; l'eczéma, l'ecthyma simple ou gangréneux, l'érythème de la vulve et des aines, l'intertrigo de la commissure des lèvres, la friabilité des ongles, le prurit préputial vulvaire ou cutané, se succèdent très rapidement.

L'anthrax à la nuque, au dos ou à la fesse ; le phlegmon à la suite d'une piqûre, l'érésypèle sont encore autant d'accidents. La gangrène est la plus triste de ces affections.

J'ai soigné pendant plus d'une année avec M. le Professeur Verneuil un diabétique atteint de gangrène des deux jambes. De ma vie, je n'ai vu rien de plus triste.

On voit aussi des œdèmes.

J'ai suffisamment indiqué les troubles digestifs, en indiquant la bouche sèche ; la sécrétion salivaire est diminuée, la langue est épaisse, rouge, parfois pileuse et sillonnée de crevasses. La carie dentaire est fréquente. La dyspepsie est moins rare qu'on ne le croit, surtout depuis le malheureux traitement de Bouchardat.

Les diabétiques contractent souvent des pneumonies et la tuberculose.

Les paralysies ne manquent pas. On rencontre aussi l'anesthésie et l'hypéresthésie. Les névralgies des nerfs intercostaux, du sciatique, du trijumeau, du pneumogastrique font encore partie du cortège des maladies des diabétiques. J'ai remarqué souvent l'angine de poitrine chez les femmes délaissées par leurs maris, comme cela arrive malheureusement trop souvent lorsqu'elles sont diabétiques. L'homme est trop facilement enclin à considérer sa femme diabétique comme une fabrique de sucre, alors qu'elle ne fait pas plus de sucre que lui et trouve ce prétexte pour la délaisser.

Les troubles de la vue que nous avons signalés tout-à-l'heure sont la cataracte et l'amblyopie.

Les malheureux atteints de la cataracte feront bien de venir me consulter. Je leur indiquerai le meilleur occuliste de la capitale. Ils ne regretteront pas leur déplacement, car lorsqu'il s'agit d'une opération aussi grave que celle-là, il n'est pas bon de se confier au premier occuliste venu.

Les troubles cérébraux ne manquent pas. Le diabétique devient paresseux et apathique; il dort trop et ne pense plus. L'excitation cérébrale, le délire, l'apathie, (difficulté de la parole) le surprennent quelquefois. Le coma avec des troubles gastro-intestinaux, les vomissements, la diarrhée, simulant la péritonite, l'étouffement sont les dernières phases de la maladie.

Les diabétiques deviennent souvent albuminuriques. Quant à l'azoturie, soutenue par M. le Docteur Lecorché, elle est rejetée par M. le Professeur Bouchard. Si le malade est gros mangeur, il est forcément azoturique, s'il mange normalement il rend moins d'urée qu'un autre individu, à cause de sa perte de sucre. Qu'est-ce que l'urée, sinon un carbonate d'ammoniaque. Comme le diabétique fait moins d'acide carbonique qu'un autre individu, il n'y a pas de raison pour que l'acide carbonique en excès fasse un carbonate d'ammoniaque.

J'ai donné toutes les complications du diabète, mais il ne faut s'en effrayer outre mesure. Les diabétiques vivent le plus souvent vingt et trente ans avec cette affection. Qu'ils ne s'endorment pas cependant dans les délices de Capoue et qu'ils suivent un traitement rationnel. Ils doivent bien être embarrassés pour faire le choix d'un médecin car, suivant qu'ils s'adressent à droite ou à gauche, le régime diffère d'une façon tellement sensible que l'un est la contradiction absolue de l'autre.

VII

Du Régime diabétique

Le régime diabétique a été inauguré par Bourchardat. Tout consiste en ceci : supprimer les féculents.

Ah ! mon petit, a dit Bouchardat, tu te permets d'uriner du sucre : c'est bien, on ne t'en donnera plus.

Bouchardat s'était figuré que les féculents seuls se transformaient en sucre. C'était là une erreur. Tout animal fait aussi bien du sucre, comme l'a prouvé Saegen, avec de la viande et de la graisse qu'avec des féculents. Cela fera peut-être hausser les épaules, mais c'est pourtant la vérité. Un diabétique à qui l'on fait suivre le régime Bouchardat ne continue-t-il pas à faire du sucre ? Ouvrez la *Revue des Sciences Médicales* de Hayem, tome 27, page 424, et il vous sera loisible de vous en rendre compte.

Un homme d'un poids moyen qui se nourrirait exclusivement avec du sucre ferait 1 kilogs 860 grammes de sucre par jour ; celui qui serait nourri avec des féculents en ferait 1 kilog 470 grammes ; celui qui serait nourri exclusivement avec de la viande en ferait 1 kilog 410 grammes. La différence n'est donc guère appréciable ;

celui qui se nourrirait qu'avec de la graisse n'en ferait qu'un kilog 114 grammes.

Du reste il n'y a plus que les médecins qui ne se sont jamais occupés sérieusement du diabète, qui continuent à prescrire le régime Bouchardat.

Voyez les diabétiques; demandez-leur si avec la méthode Bouchardat, ils n'ont pas des diarrhées périodiques et des coliques atroces. L'homme n'est pas un carnivore, mais un omnivore. Toutes les fois que l'on voudra en faire un carnivore, on abrégera sa vie. Alors à quoi bon supprimer les féculents, dont nous sommes tous si friands, c'est triste à dire mais absolument à rien.

Pourquoi arrive-t-il quelquefois que le diabétique trouve moins de sucre dans ses urines avec le régime Bouchardat? La raison en est bien simple c'est que dès qu'on lui supprime les féculents il mange moins et rend conséquemment moins de sucre.

Est-ce là un avantage ou un inconvénient? A mon avis c'est là une grave affaire car il commence à dépérir dès qu'on le soumet à ce régime.

J'ai vu beaucoup de diabétiques, je les ai tous vus dégénérer soit au physique soit au moral dès qu'ils ont suivi le régime Bouchardat. L'emportement des diabétiques n'a pas d'autre cause. Beaucoup ne voudront pas l'avouer, mais demandez à ceux qui les entourent, ils vous diront que tout le cortège des maladies a commencé avec ce régime.

Je critiquais tout dernièrement devant un diabétique, excellent et digne homme, la méthode Bouchardat.

Depuis quinze ans, il avait scrupuleusement noté

toutes les analyses qu'on lui avait faites et la nourriture en poids qu'il avait absorbée chaque jour. Comme c'est un rentier fort aisé, il n'y a là rien que de très naturel d'avoir passé une partie de sa vie à s'observer. Si tous nos malades pouvaient en faire autant ils nous faciliteraient bien des recherches. « Je suis solide, dit-il, et j'ai une santé de fer. » Après l'avoir discrétement interrogé et l'avoir scrupuleusement examiné, je constatai chez lui un œdème assez considérable des jambes. Il avait suivi depuis quinze ans le régime Bouchardat !

Mon ancien maitre, M. le Docteur Lecorché, a déjà dans ses ouvrages fait bien des restrictions sur ce régime.

Puisque le foie fait du sucre avec n'importe quel aliment et en aussi grande quantité pour ainsi dire qu'avec les féculents, pourquoi les lui supprimer alors qu'il en désire tant.

En France, on fait beaucoup d'analyses mais on ne synthétise jamais, et puis l'on a peur de marcher sur les pontifes.

Je me rappelle, il y a un an à peine, avoir rencontré près de l'Hôtel-Dieu un de mes anciens camarades qui occupe aujourd'hui une fonction très importante dans le service médical des Hôpitaux. Il savait que j'avais débuté par confondre une des cliniques du professeur Guyon qui avait affirmé que si l'on franchissait sans sonde l'urèthre postérieur avec une pression de liquide on occasionnerait de graves accidents. J'ai fait une thèse contraire et j'ai fait adopter le système opposé dans tous les hôpitaux, même à Necker. M. le professeur Guyon n'a pas bronché ; ses élèves m'ont violemment attaqué. Aujourd'hui ils n'ont plus qu'à regretter ce qu'ils ont si malencontreusement écrit. Aujourd'hui, je dis que le régime Bouchardat abrège le diabétique. On criera pendant quelque temps et puis la vérité l'emportera sur l'erreur. On parlera du traitement Bouchardat comme l'on parle de Cabanis et de Broussais, si célèbres dans leur temps. Son traitement fera partie des méthodes empiriques dont la medecine est plus que saturée. Pour en finir avec le Médecin des Hôpitaux qui est devenu un peu raide depuis sa promotion et qui me salue toutefois encore, il me tint cette conversation.

« Eh bien quoi ! l'on n'écrit plus ? »

« Pas pour le moment lui dis-je. »

« C'était pourtant bien amusant ». Ma foi, vous frappiez fort et vous n'aviez pas tort. »

« Ecrivez donc, dit-il. »

« Pourquoi n'écrivez-vous pas lui répondis-je, vous, qui savez tant de choses fausses. »

« J'ai les pieds et les mains liés, me dit-il, en baissant les yeux ; je ne puis rien écrire sans briser ma carrière. »

Là-dessus, je lui serrai la main en lui répondant : « On verra. » Les jeunes n'osent pas écrire ; les vieux sont arrivés et n'en ont plus le temps. Alors nous pataugeons dans des marais sans fin.

Nous n'avançons ni ne reculons. Que l'on mette un prix de 20 ou 30.000 francs chaque année sur le meilleur mémoire qui combattra les idées généralement admises, vous en verrez alors et de sérieux.

Que n'a-t-on pas dit de M. Pasteur ? Que de découvertes admirables n'a-t-il pas faites ?

Je crois bien que les attaques stupides ont dû le laisser bien froid. Je prends donc patience. En attendant j'attaque sans trêve ni merci, parce que je sais être dans la vérité.

Que doit donc faire le diabétique ? Manger de tout.

Qu'il perde 10, 20, 30, 40, 50, 60 grammes de sucre par jour, qu'est-ce que cela peut bien faire, si avec les féculents, il en fabrique 60 grammes de plus qu'avec un régime purement animal ? Le diabétique sera encore en gain. Je pars du principe que le diabétique ne fabrique pas plus de sucre qu'un autre individu.

Evidemment s'il mange d'une façon extraordinaire, le foie fabriquera alors plus de sucre que si le diabétique ne mangeait que modérément, parce que les matériaux nombreux apportés pour la nutrition ne demandent que leur transformation en sucre.

Le médecin devra intervenir dès l'apparition du sucre dans les urines, non pas pour régler les fonctions du foie qui marche normalement mais pour régler les pertes de sucre faites par les reins ; c'est à ces pertes continuelles que l'on doit attribuer tous les accidents signalés plus haut.

On verra dans les deux chapitres qui vont suivre l'efficacité dans le diabète, de l'action combinée des eaux alcalines et des ferments.

VIII

De l'Alcalinité

De tous temps les Médecins, les Pharmaciens et les Malades ont reconnu dans le diabète l'efficacité des eaux alcalines. Qui dit eaux alcalines, dit Vichy.

Je suis allé bien souvent à Vichy pour m'y traiter et y étudier sur place ce beau bassin de Vichy, unique au monde, d'une richesse inappréciable, valant à vrai dire trois départements.

Que d'heures n'ai-je pas passées aux abords des sources ? Là, où je me trouvais le mieux pour tout voir et tout examiner, c'était à la rotonde de la Source de l'Hôpital.

Je voyais là défiler tout le Vichy cosmopolite : Prêtres, religieuses de tous les ordres, soldats gendarmes, officiers supérieurs, officiers subalternes, riches et pauvres, la grande dame à côté de l'humble paysanne, tous paraissent heureux de venir chercher à Vichy leur santé perdue.

Ce n'est ni de la joie, ni de la gaieté, ce n'est pas non plus de la tristesse que l'on peut observer aux abords des sources, c'est de la conviction, je dirai mieux, c'est de la conviction absolue.

Le voisinage des sources ressemble aux églises. On n'y parle pas bruyamment ; personne n'y rit, chacun y vient avec le recueillement qu'inspire cette eau souveraine.

Rien n'est drôle comme le service fait par les petites bonnes sérieuses que la Compagnie Fermière met à la disposition du public. Elles ont une singulière manière de laver les verres. Elles laissent couler d'abord de l'eau fraîche, de l'eau ordinaire dans le verre demandé ; puis de leurs petits doigts rougeauds, elles font le simulacre de le nettoyer consciencieusement. Elles jettent cette première eau, remplissent de nouveau le verre avec de l'eau ordinaire qu'elles rejettent aussitôt, puis tirent aux robinets de la source l'eau bienfaisante qu'elles servent avec amabilité.

La Compagnie de Vichy fait grandement les choses. Je crois que ce ne serait pas trop lui demander que de faire laver les verres d'une façon plus rationnelle.

Il y aurait, je suppose, dans un coin quelconque, quelques plongeuses, pour employer le terme consacré. On y laverait les verres dans de l'eau courante, on les essuyerait comme on le fait partout avec des torchons qui ne serviraient pas toute la journée. On les mettrait ensuite dans une étuve chauffée à 110° ; et après quoi, ils seraient destinés à la consommation. On éviterait ainsi d'avaler la sueur des petits doigts rougeauds et les microbes que peuvent y oublier certains malades.

Je me rappelle avoir vu souvent des personnes dont les lèvres étaient purulentes, venir prendre quelques verres à la Source de l'Hôpital. A vrai dire je me souciais un peu de boire après elles.

Les verres qu'on laisse à la source peuvent être employés par tout le monde ; de plus il n'y a rien d'ennuyeux comme de se promener toute la journée avec un verre dans la poche.

Ce sont là des petits *desiderata* qui ont leur importance.

A Vichy l'on trouve des eaux chaudes, à la Source de la Grande-Grille 44°, au Puits Chomel 45°, et à la Source de l'Hôpital 31°, et des eaux froides au Puits-Lucas et des Célestins, aux Sources Mesdames et Hauterive.

Je dis sources lorsque l'eau jaillit, et puits lorsque l'eau est aspirée par une pompe.

On dit partout Source des Célestins. Cependant, c'est

bien une pompe qui monte cette eau très agréable qui ne jaillit pas au-dessus du sol.

Pour se traiter, il ne suffit pas d'aller boire un verre à chaque source ou à chaque puits, il faut s'adresser à un des nombreux médecins de Vichy qui connaissent la propriété des eaux et conséquemment leur mode d'emploi. L'emploi irrationnel des eaux peut avoir de graves conséquences.

Beaucoup de personnes se figurent que c'est dans la seule ville de Vichy que l'on trouve des eaux alcalines. C'est là une grande erreur. Tout le bassin de Vichy en est rempli.

Ont-elles toute la même valeur ? Non, évidemment.

La Compagnie de Vichy est seule propriétaire des eaux chaudes. Les eaux froides sont en très grande quantité dans tout le bassin de Vichy.

Dans vos nombreux loisirs, allez donc 182, rue de Nîmes, vers midi un quart, vous monterez dans le grand omnibus que vous trouverez là et qui vous transportera à Saint-Yorre. Saint-Yorre se trouve à 7 ou 8 kilomètres de la Source des Célestins. Cet omnibus vous conduira à la belle propriété de M. Robert, qui, après avoir gagné une grosse fortune dans les Biberons-Robert, a fait des merveilles. Cette promenade sera évidemment une des plus belles que vous puissiez faire pendant votre séjour à Vichy.

Vous verrez là, dans un enclos de six hectares, les plus belles sources d'eaux alcalines et froides que je n'ai vues de ma vie et aussi les plus efficaces.

Ce sera d'abord la petite Source Saint-René qui a

jailli lorsqu'on eût perforé le sol à 34 mètres de profondeur.

Puis l'importante Source du Chalet qui a jailli lorsqu'on eût perforé le sol à 56 mètres de profondeur. En voici l'analyse.

ANALYSE DE LA SOURCE DU CHALET

Par l'Académie de Médecine de Paris

COMPOSITION NATURELLE PAR LITRE

SELS ANHYDRES

Bicarbonate de soude	3,5040
— de potasse	0,3230
— de chaux	0,6903
— de fer	0,0302
Sulfate de soude	0,3580
Chlorure de sodium	0,3652
— de magnésium	0,1800
— de lithium	0,0100
Silice	0 0301
Acide arsénieux	0,0025
Manganèse, strontiane, iode, acide phosphor., etc.	traces
	5,4943
Acide carbonique libre	2,750
TOTAL	7,256

ANALYSE ÉLÉMENTAIRE

Par M. GAUTRELET, Chimiste

Directeur du Laboratoire Central de Médecine thermale

Total de la minéralisation en sel fixe	7,0582
Acide carbonique	2,9263
Total général de la minéralisation	10,1043

Plus loin, c'est la Source du Château-Robert qui a

jailli lorsqu'on eût perforé le sol à 72 mètres de profondeur.

ANALYSE DE LA SOURCE CHATEAU-ROBERT

Par l'Académie de Médecine de Paris

COMPOSITION NATURELLE PAR LITRE

SELS ANHYDRES

Bicarbonate de soude	49,80
— de potasse	0,275
— de chaux	0,308
— de magnésie	0,080
— de fer	0,020
Sulfate de soude	0,262
Chlorure de sodium	0,509
Silice	0,025
Acide arsénieux, acide phosphorique, strontiane, lithine, manganèse, alumine	traces sensibles
Acide cabonique libre, abondant	traces sensibles
TOTAL	6,459

TOTAL DE LA MINÉRALISATION

Par M. GAUTRELET, Chimiste

Directeur du Laboratoire central de Médecine thermale

Total de la minéralisation en sel fixe	7,8288
Acide carbonique	0,9341
Total général de la minéralisation	8,7629

Vous verrez en outre la Source de la Grande-Grotte très riche en fer.

Tout récemment M. Robert est allé perforer le sol à une grande profondeur et a fait jaillir une Source qu'il a dénommée Source Centrale. L'acide carbonique est si considérable qu'il s'en sert comme force motrice et donne naisssance à un mouvement perpétuel. La plupart des Sociétés scientifiques de France et de l'Etranger sont venues y faire des études.

Dans cette propriété, qui est véritablement splendide, je m'arrête un instant à la Grande-Grotte. Elle est construite en pierres de Volvic (Puy-de-Dôme). Dans cette grotte jaillit une source alcaline et ferrugineuse de la plus haute valeur, approuvée par l'Académie de Médecine et autorisée par l'État. Cette eau très tonique est spécialement recommandée aux anémiques, aux jeunes filles dont la formation est difficile, aux femmes épuisées enfin à tous ceux qui ont besoin de fortifiants et dans tous les états de langueur auxquels les tempéraments de nos jours, sont si prédisposés.

Au-dessus de cette grotte et après avoir gravi un dédale de rochers, on arrive à la chambre occupée par un vénérable ermite qui entretient la chapelle et fabrique des chapelets et objets de piété.

Puis on monte encore un escalier suspendu dans le vide, rappelant aux excursionnistes le Mont-St-Michel. On arrive enfin à la Chapelle où l'on admire une statue de la Vierge datant du XIIe siècle et trouvée dans les montagnes de la Savoie. Là nous jouissons d'une vue splendide, d'un panorama magnifique englobant les pics du Puy-de-Dôme et les montagnes du Forêt et de la Limagne.

Dès que la première source eût jailli, M. Robert fit construire cette magnifique Grotte dont il fut lui-même l'architecte.

M. Robert est un infatigable; après avoir créé le

Biberon Robert, universellement connu et qui a rendu de si grands services à l'enfance, il veut que ses sources minérales soient aussi populaires, et dans quelques années les sources du Chalet, Grande-Grotte, Château-Robert, Saint-René, Centrale, seront connues du monde entier et rivaliseront avantageusement avec celles de la grande Compagnie, parce qu'elles leur sont supérieures à mon avis, en ce qu'étant des sources froides, elles conservent très longtemps leurs principes minéralisateurs et elles supportent les plus longs transports sous tous les climats sans subir la moindre altération.

Pour mieux faire connaître ses sources et y amener les Buveurs de Vichy, M. Robert a créé un service de tramways omnibus de Vichy à sa propriété. Il a fait construire aussi un bateau qui de 7 heures du matin à 9 heures du soir promène sur le barrage de Vichy, appelé plus particulièrement le lac de Vichy, une société nombreuse et choisie. On lui prête encore l'intention de jeter un pont sur l'Allier en face sa propriété et de construire un petit Decauville de 8 kilomètres, comme ceux du Jardin d'Acclimatation, *desiderata* de tous les baigneurs trouvant les 21 jours de Vichy terriblement longs et monotones.

J'ai dû à la source du Chalet la guérison d'une dyspepsie fort rebelle que j'avais contractée en ne mangeant jamais aux mêmes heures.

Les tribulations d'une clientèle fort nombreuse dans un quartier très populeux de Paris, en étaient la cause et c'est par reconnaissance pour ma guérison, que je me suis étendu aussi longtemps sur les sources du Château-Robert.

J'avais cru longtemps que les sources du bassin de Vichy jaillissaient comme des puits artésiens, mais M. Robert m'a démontré le contraire en utilisant le premier l'acide carbonique du sol, pour s'en servir comme force motrice et m'en a donné une toute autre explication.

Après avoir traversé les terrains d'alluvion, la marne, l'argile et la glaise, les eaux que l'on trouve sont tellement chargées d'acide carbonique que ce gaz fait une pression telle que l'eau jaillit à 13 mètres de hauteur comme à la Source Centrale. Lorsque l'eau est moins chargée d'acide carbonique, comme dans la source Saint-René, elle ne jaillit qu'à de 3 à 4 mètres au-dessus du sol. Il ne veut pas entendre parler de puits artésiens. Sa théorie me semble rationnelle. Elle m'a beaucoup surpris ; c'est la raison pour laquelle je vous la donne.

Ses deux principales sources sont donc la Source du Chalet et celle du Château-Robert. Toutes les fois qu'il vous sera prescrit des eaux alcalines prenez-les de préférence à toutes les autres.

Vous pouvez me croire, car j'ai fait une étude complète du bassin de Vichy. Je suis persuadé que peu de sources peuvent rivaliser avec celles-là.

Je m'arrête, car je n'ai pas écrit cette brochure pour faire une apologie.

Ainsi vous saisissez bien, de par le fait que l'estomac acide, neutralisé par les eaux alcalines, se trouvera dans demeilleures conditions pour produire ses ferments ; la fermentation dans les veines et les artères sera plus active. Les ferments se développent mal dans les milieux acides. Le sucre y trouvera ses éléments de décomposition ; le diabétique, soumis à ce régime utilisera une plus grande partie de son sucre et en perdra conséquemment moins par ses urines.

Jusqu'à présent, on a donné une foule de théories sur l'efficacité des eaux alcalines ; mais personne n'en a donné de satisfaisantes.

Mes études sur les ferments et les fermentations éclairent la question sous un nouveau jour ; elles ne font que confirmer ce que l'expérience avait constaté. Je suis donc heureux de donner l'explication rationnelle des eaux alcalines.

Les diabétiques savent fort bien qu'après l'emploi des eaux alcalines soit chez eux, soit à Vichy, ils éprouvent une grande amélioration. Le sucre diminue dans les urines ; la soif est moins vive, l'état général s'améliore considérablement.

Deux ou trois mois après leur cure de Vichy, le sucre réapparait ; les symptômes si désagréables du diabète se font de nouveau sentir ; ce sont de nouvelles souffrances à endurer jusqu'à la nouvelle saison thermale.

IX

Des Ferments du Pancréas

Je pose immédiatement une question capitale : Le diabétique est-il oui ou non curable ?

Je réponds affirmativement : On doit pouvoir guérir le diabète et on guérit du diabète. Le diabète n'est-il pas quelquefois passager ? Vous faites l'analyse de vos urines aujourd'hui, demain elles peuvent n'en plus contenir. Le médecin doit donc s'acharner à obtenir cette durée de la disparition du sucre dans les urines. Si le sucre disparaît pendant plusieurs semaines, il n'y a pas de raison pour qu'il ne disparaisse pas pendant tout le reste de l'existence.

Pour y arriver, et j'y suis arrivé bien des fois, il y a trois règles à suivre.

1° Régler les repas des diabétiques. Leur laisser manger de tout mais d'une façon modérée.

2° Les mettre au régime alcalin préférablement aux eaux des sources du Chalet, de Château-Robert, pendant dix jours par mois, à raison d'une bouteille par jour.

3° Prendre après chaque repas un grand verre de ferments du pancréas (liquide mousseux comme le champagne).

Absorber un siphon de ferments pancréatiques en huit jours environ, au dessert après les deux principaux repas.

Qu'est-ce donc que le pancréas ?

C'est une glande que l'on trouve dans l'abdomen et qui déverse constamment dans l'intestin un liquide dont on ne connaissait nullement les propriétés.

On y avait trouvé trois ferments : le premier agissant sur les corps gras, le second agissant, pensait-on, sur les corps albuminoïdes et le troisième sur les amyclacés.

Personne avant moi n'avait trouvé que le suc pancréatique décomposait le sucre en alcool.

Dans le diabète, le pancréas a perdu très souvent ses propriétés comme on l'a vu précédemment. Il m'est en outre possible de multiplier les ferments du pancréas en quelque sorte à l'infini ; je les ai donc employés de préférence pour rendre aux malades les propriétés de cette glande le plus souvent perdue pour eux.

C'est du reste avec ces ferments que j'ai obtenu les meilleurs résultats ; il n'y a donc pas lieu de les changer.

Les ferments du pancréas s'absorbent comme le champagne. C'est une boisson fermentée fort agréable dont le mycoderme pancréatique, pris sur les animaux, est de toute efficacité.

A ce régime, après quinze jours, le sucre tombe de moitié. Un diabétique qui rendait 60 grammes de sucre n'en avait plus que 32 grammes après le 2me siphon.

Ceux qui n'en rendait que 20 grammes, n'en avaient plus que 11 ou 12 grammes. Après plusieurs semaines de traitement ils n'en rendaient plus du tout. Dans ce cas les reins s'étaient cicatrisés. Ces ferments peuvent être absorbés impunément ; ils ne vous donneront ni nausées, ni dérangements d'aucune sorte. Vous pouvez les prendre les yeux fermés.

Avant de vous soumettre à mon régime, faites analyser vos urines. Prenez, je suppose, les urines du matin ; allez porter 250 grammes d'urines chez deux pharmaciens différents. S'ils sont d'accord, mangez, mais d'une façon modérée de tout.

Prenez pour couper votre vin une bouteille de la Source du Chalet que vous boirez pendant 8 jours à raison d'une bouteille par jour.

Au dessert, vous absorberez un grand verre de ferments pancréatiques destinés à aller décomposer, avec les autres ferments, le sucre du sang. Lorsque vous aurez bu deux siphons, recommencez le petit système de porter chez deux pharmaciens 250 grammes d'urines de la nuit. Vous saurez ainsi si les analyses sont exactes. Surtout soyez discrets, ne dites rien de votre petit manège. Vous constaterez de cette façon l'efficacité de ma méthode.

Après deux ou trois mois de traitement, vous serez guéris de votre diabète et pour toujours.

Lorsque j'ai annoncé que je guérissait la tuberculose, tous ont cru au charlatanisme. Si vous désirez les adresses des malades guéris, je suis tout prêt à vous envoyer leurs noms. Essayez ma méthode pendant quinze jours pour votre diabète, il vous sera loisible alors de voir si je vous ai dit la vérité.

Je vous ai donc prouvé : 1° Que la vie était une fermentation et non une combustion.

2° Que le sucre se faisait dans notre économie à la dose considérable de 1,800 grammes par jour.

3° Que le diabétique ne faisait pas plus de sucre qu'un autre individu.

4° Que dans le diabète, ce n'était pas le foie, mais le rein qui était malade ou désordonné dans ses fonctions.

5° Que le diabète était curable parce qu'il était très souvent passager.

6° Que sa guérison n'était possible que par les ferments qui étaient capables de décomposer le sucre dans le sang avant qu'il ne s'échappe par les urines.

7° Que le rein ne pouvait guérir, se cicatriser, autrement dit, que si l'on arrivait assez à temps pour décomposer le sucre dans le sang : ce que j'ai obtenu à l'aide de mes ferments.

Le traitement rationnel du diabète m'a entraîné beaucoup plus loin que je n'aurais voulu.

Pour ne pas fatiguer mes lecteurs je me réserve de donner dans un traité particulier le traitement rationnel des maladies de l'estomac par l'emploi combiné des ferments de la digestion et des eaux alcalines de la Source du Chalet et de Château-Robert.

J'étudie en ce moment l'emploi d'un vin qui sera très utile dans le traitement du diabète pour suppléer à l'alcool perdu.

L'économie souffre en effet du sucre éliminé sans être décomposé. Je l'indiquerai particulièrement dans une prochaine édition.

Pour terminer je vous recommande l'emploi des eaux des sources du Chalet du Château-Robert, toutes les fois que l'on vous aura prescrit des eaux alcalines:

Ne croyez pas qu'elles vous débiliteront, car elles sont très riches en fer.

Elles sont froides et sont donc préférables aux eaux chaudes qui me paraissent surtout destinées à être bues sur place.

Tous mes ferments se vendent dans le commerce à raison de 20 francs le siphon.

Afin d'éviter toute falsification, je prie les personnes qui en désireraient de m'écrire directement.

Contre l'anémie, prenez les ferments du sang.

Contre les maladies de l'estomac, prenez à tour de rôle les ferments du suc gastrique et de la salive.

Contre les maladies de poitrine, prenez mes ferments de la sylvinine.

Contre le diabète, prenez les ferments du pancréas.

Contre la coqueluche, mes ferments spéciaux.

Contre les maladies nerveuses, les ferments des substances cérébrales.

Moyennant dix francs, adressés par mandat, je vous ferai l'analyse complète de vos urines. N'en envoyez que deux cents grammes.

Pour le même prix, je ferai l'analyse des crachats et vous dirai si vous êtes oui ou non tuberculeux.

Les chimistes qui travaillent dans mon laboratoire sont très exercés. Ils sont en outre sous mon contrôle immédiat.

Lorsque les pharmaciens ne seront pas d'accord, je trancherai la question.

Docteur VANDENABEELE,

Membre de la Société de Médecine et de Chirurgie pratique de Paris.

1, Rue Delaroche, 1, *PARIS-PASSY.*

TABLE DES MATIÈRES

Cusset-Vichy. — Imp. Barthelat et Démonnet.

www.ingramcontent.com/pod-product-compliance
Ingram Content Group UK Ltd.
Pitfield, Milton Keynes, MK11 3LW, UK
UKHW021818190726
13853UKWH00003B/1041

9 782329 589350